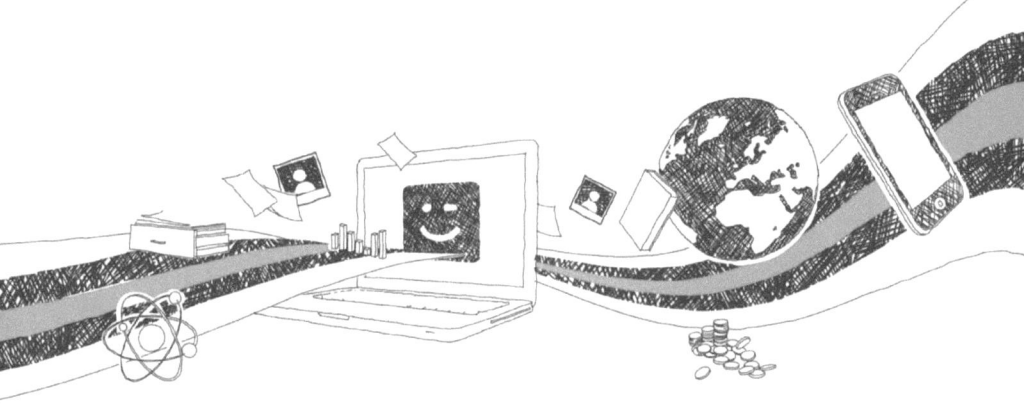
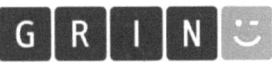

Bibliographic information published by the German National Library:

The German National Library lists this publication in the National Bibliography; detailed bibliographic data are available on the Internet at http://dnb.dnb.de .

Imprint:

Copyright © 2015 GRIN Verlag, Open Publishing GmbH
Print and binding: Books on Demand GmbH, Norderstedt Germany
ISBN: 978-3-668-12261-1

This book at GRIN:

http://www.grin.com/es/e-book/313120/soluciones-actuales-para-disminuir-el-impacto-ambiental-de-los-cosmeticos

Ervelio Olazabal

Soluciones Actuales para Disminuir el Impacto Ambiental de los Cosméticos

GRIN Publishing

GRIN - Your knowledge has value

Since its foundation in 1998, GRIN has specialized in publishing academic texts by students, college teachers and other academics as e-book and printed book. The website www.grin.com is an ideal platform for presenting term papers, final papers, scientific essays, dissertations and specialist books.

Visit us on the internet:

http://www.grin.com/

http://www.facebook.com/grincom

http://www.twitter.com/grin_com

Soluciones Actuales para Disminuir el Impacto Ambiental de los Cosméticos.

Autor: Ervelio Eliseo Olazabal Manso

Resumen

Los productos cosméticos, se han utilizado desde la antigüedad para realzar la belleza del ser humano; pero en sus inicios, se ignoraba que éstos podían contener sustancias tóxicas para la salud. Actualmente, con el desarrollo de la tecnología, se han ampliado los horizontes de las materias primas utilizadas, en los mismos, así como los tipos de formulaciones; pero la evaluación de su seguridad, en la mayoría de los casos, no va unida a este desarrollo. A pesar de que las normas emitidas por las instituciones gubernamentales, han intentado controlar este problema y existe el conocimiento, y las legislaciones de las sustancias tóxicas y prohibidas en los mismos; el incremento de los productos naturales supuestamente inocuos, introduce un nuevo reto, en el campo de la seguridad de estos productos. La existencia de normas, para la evaluación con animales y métodos alternativos ¨in vitro¨ para evaluar la seguridad de los cosméticos, no es suficiente, debido a las limitaciones en el costo de los ensayos y la escasa existencia de laboratorios certificados. Es en este contexto que una contribución a una solución ambiental, para minimizar el impacto ambiental de los cosméticos, es la inclusión de la certificación ecológica, no solo por el uso de productos naturales orgánicos, sino por ensayos que avalen su inocuidad ambiental. En este sentido, existe la disponibilidad de un grupo de ensayos avalados por la EPA, OECD y nacionales en diferentes países, para contribuir al aval de certificación de producto "amigo del medio ambiente", lo que sin duda contribuirá a aumentar el valor agregado de uso del mismo. Un análisis actualizado de cada uno de estos aspectos, se realiza en este artículo, así como una propuesta de las posibles soluciones, para disminuir el impacto ambiental, en las condiciones actuales del desarrollo de la Ciencia y la Tecnología.

Palabras claves: Cosméticos, seguridad, productos naturales, productos orgánicos, cosméticos ecológicos, impacto ambiental. Soluciones ambientales.

Abstract

Cosmetic products have been used since ancient times to enhance the beauty of the human being, but in the beginning it did not know that they could contain substances toxic to health. Now with the development of technology, they have expanded the horizons of the raw materials used in them, and the types of formulations, but the safety assessment in most cases, it is not associated with this development. Although regulations issued by governmental institutions have tried to control this problem and there is knowledge and the laws of toxic and prohibited substances in them, increasing the supposedly harmless natural products, introduces a new challenge in the field of the safety of these products. The existence of standards for evaluation in animals and "*in vitro*" alternative methods for assessing the safety of cosmetics is not enough, due to limitations in the cost of trials and poor existence of certified laboratories. It is in this context that a contribution to an environmental solution to minimize the environmental impact of cosmetics, is the inclusion of organic certification, not only for the use of natural organic products but trials have confirmed its environmental safety. In this sense, there is the availability of a group of essays supported by the EPA, OECD and national in various countries, to help guarantee product certification "environmentally friendly", which will certainly help to increase the added value of use. An update on each of these aspects of the analysis, a proposal is made possible solutions in this article, as well as to reduce the environmental impact, in the current conditions of development of Science and Technology.

Keywords: Cosmetics, security, natural products, organic products, organic cosmetics, environmental impact, environmental solution.

Contenidos.

1. Introducción.

La mayoría de las compañías de cosméticos, están más preocupadas por encontrar materias primas novedosas y menos, los problemas de seguridad ambiental que las mismas puedan tener. Por otra parte, el descubrimiento de nuevas formas de formulación, es más rápida que los estudios de seguridad disponibles para estas. También los requisitos exigidos por las autoridades regulatorias, para sacar un producto al mercado, en el caso de los cosméticos, no es tan exigente como los fármacos. Unido a lo anterior, en algunos países circulan en el mercado productos que pueden afectar el ambiente, incluyendo por supuesto, el hombre.

El volumen de productos cosméticos que se venden en el mercado, es muy grande. Un estudio realizado, en el 2014 con cuatro países latinoamericanos: Brasil, Chile, Colombia y México dió como resultado, que el mercado de productos para el cuidado personal en estos países, analizado a través de Mintel, experimentó un gran crecimiento con la mayoría de las cifras, mostrando un incremento de dos dígitos en algunos años. En 2012 la población de Brasil era de 199,24 millones de personas, en Chile de 17,40 millones, en Colombia de 48,32 millones y en México de 114,98 millones. El mayor crecimiento anual de Brasil, en el segmento de cosméticos para el cuidado personal, en los últimos cinco años fue del 10,5%, el de Chile del 7,9%, el de Colombia del 10,2% y el de México del 6,1%. La predicción del mayor crecimiento anual, en este sector, en los próximos cinco años fue estimada del 12,4% para Brasil, del 6,9% para Chile, del 9,2% para Colombia y del 6,2% para México (15).
Por todo lo anterior, se debe considerar muy en serio los problemas de seguridad con estos productos. Por otra parte, es conocido que existen materias primas prohibidas en los cosméticos, relacionadas con conservantes, colorantes, excipientes, etc (35). Aunque no siempre, se tienen en cuenta en algunos países. A pesar de ello, utilizando las herramientas disponibles en la actualidad, es posible aplicar un grupo de soluciones, para contribuir a minimizar este impacto. Es el objetivo de este artículo analizar las características de la seguridad, en las materias primas utilizadas, en este tipo de producto, a la luz de las investigaciones realizadas hasta el presente y contribuir con la sugerencia de soluciones, factibles de aplicar, unidas al desarrollo actual de la Ciencia y Tecnología.

2. Vías de impacto de los cosméticos en el ambiente.

Actualmente con el desarrollo de la tecnología, se han ampliado los horizontes de las materias primas utilizadas en los mismos, así como los tipos de formulaciones, pero la evaluación de su seguridad en la mayoría de los casos, no va unida a este desarrollo. Por otra parte se ha producido como consecuencia de la eliminación de productos químicos al ambiente, el aumento de las malformaciones fetales y partos prematuros, así como enfermedades de cáncer, asma, trastornos del desarrollo y del sistema reproductor, trastornos inmunitarios, etc. Existe por tanto, un riesgo incrementado por las sustancias químicas en el ambiente, de diferentes productos y específicamente por las sustancias químicas en los cosméticos, perfumes, esmalte de uñas, champús, jabones y otros. Estos pueden producir diferentes impactos ambientales (1,2,26). A continuación relacionaremos algunos de ellos, así como sus consecuencias para el ambiente.

2.1. Antimicrobianos y preservantes.

El triclosán y el clorfenesín son generalmente, los ingredientes activos del jabón antibacterial. Estos químicos no se degradan, en el sistema sanitario y/o en las plantas de tratamiento, y pueden contribuir a que las diferentes bacterias, que deseamos eliminar de nuestro cuerpo, adquieran resistencia y no se eliminen. También se conoce, que ambos ingredientes elevan la toxicidad del agua.

Los parabenos han sido utilizados como conservantes en los alimentos, los inyectables, y en productos tópicos por casi 10 décadas. Están presentes en la naturaleza, se metabolizan rápidamente por enzimas de la piel y el hígado, y tienen un excelente historial de seguridad. Sin embargo, en los últimos 15 años, han estado bajo escrutinio por sus presuntos efectos estrogénicos y antiandrogénicos, así como su posible papel en la promoción de la carcinogénesis, a través de alteraciones endocrinas. Artículos científicos apoyan estas afirmaciones, que han llevado a la Comunidad Europea, a prohibir o restringir el uso de algunos parabenos. A pesar de que metilparabeno y etilparabeno producen alteraciones endocrinas insignificantes, la industria alimentaria, farmacéutica y cosmética están bajo la presión de las campañas de miedo, en los medios de comunicación y han respondido mediante la sustitución de los parabenos, con otros biocidas que produjeron, en múltiples casos, epidemias, en todo el mundo, relacionadas con la sesibilización alérgica por contacto (33).

Los parabenos, benzofenona-3 y triclosan son ingredientes comunes utilizados como conservantes, filtros de la radiación ultravioleta y agentes antimicrobianos, respectivamente. La exposición humana se produce a través del consumo de alimentos y el uso de cosméticos, y productos de consumo procesado. En un estudio realizado, se proporcionó una caracterización preliminar de la exposición a productos químicos, en los productos de cuidado personal seleccionados, en la población australiana general. Muestras mezcladas de orina, identificados, estratificados por edad y sexo, se obtuvieron de un laboratorio comunitario de patología (n = 24 de una mezcla de 100). Las concentraciones de metilo, etilo, propilo y butil parabeno, benzofenona-3 y el triclosán libre, y total (suma de libres más conjugados), se cuantificaron utilizando dilución de isótopos por espectrometría de masas; con medias geométricas de 232, 33.5, 60.6, 4.32, 61.5 y 87.7ng/mL, respectivamente. En ellas se encontró, que la edad se asoció inversamente con la concentración de parabenos y las mujeres tuvieron concentraciones aproximadamente dos veces mayor que los hombres. El parabeno total y las concentraciones de benzofenona-3 fueron significativamente más altos, que los reportados en todo el mundo y la concentración media de triclosán tuvo un orden de magnitud mayor, que en muchas otras poblaciones (14). Este estudio proporcionó los primeros datos, sobre la exposición de la población australiana general a una gama de ingredientes químicos, para productos de cuidado personal común, demostrando que estos productos se encuentran, en concentraciones preocupantes, para la salud humana.

Los alquil ésteres de ácido p-hidroxibenzoico (parabenos) han sido motivo de preocupación, debido a sus propiedades de alteración endocrina, probable sobre todo en los productos de consumo del bebé. La seguridad de los parabenos, para su uso como conservante, en los cosméticos, ha entrado en controversia y por lo tanto la demanda de productos libres de parabenos, es cada vez mayor. Atendiendo lo anterior, se exigió la necesidad de estudios más amplios, para determinar de manera concluyente, la seguridad de la exposición prolongada a los parabenos, mediante los cosméticos. Como respuesta a la necesidad anterior, se realizó un estudio para investigar la toxicidad potencial dérmica repetida 28 días (50, 100, 300, o 600 mg/kg de peso corporal/día) de isopropilparabeno (IPP), isobutilparabeno (IBP), o la mezcla de IPP e IBP en ratas. Se encontró que no hubo cambios significativos, en el cuerpo y peso de los órganos, en cualquier grupo. Sin embargo, los exámenes histopatológicos mostraron, que daños débiles o moderados de la piel, se observaron en ratas hembras, desarrollados por evaluaciones macroscópicas y microscópicas. En las ratas hembras, no hubo niveles de efecto adverso observado (NOAEL) de IPP sin lesión de la piel y del IBP para hiperqueratosis de la piel. Los valores se estimaron en 600 mg/kg de peso corporal/día y 50 mg/kg de peso corporal/día, respectivamente. Con hiperqueratosis de la piel, el nivel más bajo de efecto adverso observado (LOAEL), en la mezcla de IPP e IBP, se estimó en 50 mg/kg de peso corporal/día. El análisis de seis hormonas en suero (estrógeno, testosterona, insulina, T3, TSH y FSH), en los animales, mostró que sólo FSH era dependiente de la dosis, disminuyó, en los grupos de mezcla de 100 mg/kg de peso corporal/día o superior (18). Estos datos sugirieron que la mezcla de IPP e IBP mostró una toxicidad dérmica sinérgica, en ratas y debe considerarse para su uso futuro en productos de consumo.

El ácido benzoico es un ácido carboxílico aromático, presente naturalmente en tejidos de plantas y animales, que también puede ser producido por microorganismos. El ácido benzoico y una amplia gama de derivados y compuestos bencénicos relacionados, tales como sales, ésteres de alquilo, parabeno, alcohol bencílico, benzaldehído y peróxido de benzoilo, se utilizan comúnmente como conservantes, antibacterianos y antifúngicos y como agentes aromatizantes en los alimentos, cosmética, higiene, y productos farmacéuticos. Como resultado de su presencia generalizada, producción y usos, estos compuestos se distribuyen principalmente, en el entorno que se encuentran, en el agua, suelo y aire. Estos productos tienen efectos controvertidos y han sido reportados, posibles problemas de salud pública (7).

Los xenoestrógenos son compuestos sintéticos que imitan a los estrógenos endógenos, mediante la unión y la activación de los receptores de estrógeno. La exposición a estrógenos y algunos xenoestrógenos, se ha asociado con la proliferación celular y aumento del riesgo de cáncer de mama. A pesar de la evidencia de estrogenicidad, los parabenos, se encuentran entre los xenoestrógenos más utilizados, en los cosméticos y productos de cuidado personal, y generalmente son considerados seguros. Sin embargo, los estudios anteriores, realizados en células con los parabenos, no tienen en cuenta los problemas de señalización entre los receptores de estrógenos (ERα) y el receptor del factor de crecimiento epidérmico humano (HER) de la familia. Debido a lo anterior, se investigó la hipótesis de que la potencia de los parabenos, se puede aumentar con ligandos, como heregulina (HRG). Los efectos de sus ligandos en la activación de la expresión de parabeno y de la proliferación de células con c-myc, se determinaron por PCR en tiempo real, transferencias Western, citometría de flujo y ensayos de inmunoprecipitación de la cromatina en ERα y en células de cáncer de mama humano BT- 474 HER2-positivo. Butilparabeno (BP) y HRG produjeron un aumento sinérgico en los niveles de proteína c-myc, mRNA y en las células BT-474. Antagonistas del receptor de estrógeno bloquearon el aumento sinérgico en los niveles de proteína c-myc. La combinación de BP y HRG también estimuló la proliferación de las células BT- 474 en comparación con solo BP. HRG disminuyó la dosis requerida para la estimulación mediada por BP de expresión c-myc, mRNA y la proliferación celular. HRG causó la fosforilación de la serina 167 en ERα. BP y HRG produjeron un aumento sinérgico en la estimulación del ERα y el gen c-myc. Este estudio demostró que sus ligandos mejoran la potencia de BP para estimular la expresión de oncogenes y la proliferación de células de cáncer de mama *"in vitro"* a través de ERα (25). Este ensayo sugiere que los parabenos pueden estar activos, a niveles de exposición no considerados previamente, toxicológicamente relevantes, en los estudios de pruebas de sus efectos, en condiciones controladas y alerta sobre el potencial tóxico de los mismos, a concentraciones consideradas como bajas.

2.2. Agentes quelantes.

Estos agentes contribuyen a la solubilización de los metales pesados en los sedimentos y suelos, con lo que se mejora su movilidad, lo que puede aumentar la presencia de metales, en los sistemas de abastecimiento de agua. Tienen un efecto sobre la liberación de fósforo, debido a la disolución de fosfatos de metales que contribuyen, a un aumento de los microorganismos en el agua. Los agentes quelantes sintéticos, como por ejemplo uno de los más usados, Etilendiaminotetraacético (EDTA), utilizado en los productos de cuidado personal para remover impurezas; no se degradan en el ambiente y provocan importantes perturbaciones en la disponibilidad de los metales (23).

2.3. Derivados del petróleo.

Estos ingredientes aplicados directamente al cuerpo, se convierten en una barrera que no permite a la piel respirar. Entre ellos tenemos aceite mineral, pigmentos colorantes, benceno, parafina, fragancias, tolueno y petrolato, entre otros (5).

2.4. Metales en los cosméticos.

En un estudio de la literatura disponible, se determinó las implicaciones para la salud humana de los metales en los cosméticos, en preparaciones cosméticas aplicadas repetidamente, directamente a la piel humana, membranas mucosas, cabello y uñas. Aunque, estos debieran ser seguros para la salud, recientemente ha habido una creciente preocupación por su seguridad. Desafortunadamente, el uso de estos productos en algunos casos, estuvo relacionado con la aparición de efectos desfavorables, resultantes de la presencia intencional o accidental de sustancias químicas, incluyendo metales tóxicos. Los metales pesados como el plomo, mercurio, cadmio, arsénico y níquel, así como de aluminio, clasificados como un metal ligero, se han detectado en varios tipos de cosméticos (cosméticos de color, la cara y el cuidado del cuerpo, cosméticos para el cabello, cosméticos a base de hierbas, etc.). Además, son perjudiciales cuando tienen en cantidades excesivas elementos como: cobre, hierro, cromo y cobalto, que también están presentes en los productos cosméticos. Los metales que tienen los cosméticos, pueden sufrir de retención y actuar directamente en la piel, ser absorbidos por la piel o la sangre, se acumulan en el cuerpo y ejercen efectos tóxicos, en varios órganos. Lamentablemente, usando estos productos se han reportado casos de (dermatitis de contacto alérgica, principalmente) tópica y efectos sistémicos, debido a la exposición de los metales presentes en los cosméticos. Los datos obtenidos de la literatura mostraron que en los cosméticos disponibles comercialmente, los metales tóxicos pueden estar presentes en cantidades que crean un peligro para la salud humana. Por lo tanto, el presente artículo de revisión se centró en los problemas relacionados con la presencia de metales pesados y de aluminio en los cosméticos, incluyendo sus fuentes, concentraciones y reglamento de la ley, así como el peligro para la salud de los usuarios, de estos productos. Se enfatizó, que debido al creciente uso de cosméticos, es necesario prestar especial atención a estos problemas, que representan un peligro potencial, para la salud humana (2).

2.5.   Efectos tóxicos de las Nanopartículas.

La nanotecnología ha entrado rápidamente, en la sociedad humana, revolucionando muchas áreas, incluyendo la tecnología, la medicina y la cosmética. Este progreso, se debe a las muchas propiedades, valiosas y únicas, que los nanomateriales poseen. A su vez, estas propiedades pueden llegar a ser un tema de preocupación, cuando se considera la liberación, potencialmente incontrolada, al medio ambiente. El rápido desarrollo de nuevos nanomateriales, plantea preguntas, no respondidas, acerca de su impacto sobre el medio ambiente y la salud humana.

Debido al pequeño tamaño de las nanopartículas, existe el riesgo de que puedan entrar al torrente sanguíneo y crear problemas de salud. Por lo que nos podemos hacer la pregunta ¿Cosmético? En este sentido, se han encontrado diversos efectos de los nanomateriales, en los ensayos realizados para precisar su toxicidad, los que son descritos a continuación.

En una revisión reciente, se describieron los avances en la síntesis, caracterización y la toxicidad de las nanopartículas de óxidos metálicos, obtenidos principalmente a través de los procesos biogénicos (verde). Las toxicidades *in vivo* e *in vitro* de estos óxidos, se realizaron, incluyendo una consideración de los factores importantes para el uso seguro de estos nanomateriales. Las toxicidades de diferentes nanopartículas de óxido de metal, se compararon. La importancia de las nanopartículas de óxidos metálicos, sintetizados por procesos biogénicos ha ido en aumento, en los últimos años; Sin embargo, más estudios encaminados a una mejor caracterización de la toxicidad potente, de estas nanopartículas, son todavía necesarios para las consideraciones de nanoseguridad y perspectivas ambientales. La revisión puso de manifiesto que en el diseño de enfoques verdes para obtener nanopartículas, de óxidos metálicos, destinadas a las aplicaciones biomédicas y tecnológicas, la necesidad crítica de investigar a fondo, la nanotoxicidad de estas partículas (34).

2.5.1. Contaminantes Orgánicos Persistentes (COP).

En un estudio, se estableció la presencia de los contaminantes orgánicos persistentes (COP), adsorbidos sobre el dióxido de titanio en nanopartículas de TiO_2. Se analizaron, los hallazgos de dibenzodioxinas policloradas (PCDD), dibenzofuranos policlorados (PCDF) y los bifenilos policlorados (PCB), en la superficie de las nanopartículas de TiO_2, disponibles en el mercado, que se forma durante el proceso de fabricación del TiO_2. De esta manera, las muestras tuvieron PCB en un mayor número de hallazgos, o en ausencia de PCB una alta concentración de PCDD y PCDF. Esta nueva clase de COP en una superficie catalítica activa y la gran variedad de aplicaciones, de las nanopartículas de TiO_2, en pigmentos de color, cosméticos y tintas, dan lugar a una gran preocupación, debido a su toxicidad potencial (6).

2.5.2. Genotoxicidad.

Se realizó una revisión centrada, en el potencial de los nanomateriales para causar genotoxicidad, resumiendo los estudios de genotoxicidad recientes, sobre nanomateriales metálicos/óxido de sílice. Aunque, el número de estudios de genotoxicidad, en óxido de metal/nanomateriales de sílice, es aún limitada, esta variable ha recibido, recientemente más atención para los nanomateriales y el número de publicaciones relacionadas, se ha incrementado. Un análisis de estas publicaciones revisadas, durante casi dos décadas, demostró que las pruebas más utilizadas, para evaluar la genotoxicidad de estos nanomateriales, fue el ensayo del cometa, seguido de micronúcleos, Ames y aberraciones cromosómicas. Con base en los datos estudiados, se concluyó, que en la mayoría de las publicaciones analizadas en esta revisión, las nanopartículas del óxido de metal (o sílice), de la misma composición química del núcleo; no se muestran diferentes llamadas de estudio de genotoxicidad (es decir, positivo o negativo) en la misma prueba, aunque algunos resultados fueron inconsistentes y deben ser confirmados por experimentos adicionales. Cuando los resultados fueron contradictorios, se señaló pudieron ser debidos a las siguientes razones: 1) variación en el tamaño de las nanopartículas, 2) las variaciones en la distribución de tamaño, 3) diferentes purezas de los nanomateriales, 4) la variación en las áreas de superficie para los nanomateriales con el mismo tamaño medio, 5) las diferencias en los revestimientos, 6) las diferencias en estructuras cristalinas de los mismos tipos de nanomateriales; 7) diferencias en el tamaño de los agregados, en solución/medios de cultivo, 8) las diferencias en los ensayos y 9) diferentes concentraciones de los nanomateriales, en las pruebas de ensayo. De hecho, debido a las inconsistencias observadas, en la literatura reciente y la falta de adherencia a métodos de ensayo normalizados correspondientes; la evaluación de genotoxicidad fiable en los nanomateriales sigue siendo un reto (34).

2.5.3. Ecotoxicidad.

A pesar del aumento de la producción y el uso de nanopartículas (NPs), hay una falta de conocimiento, sobre su destino medioambiental y de la ecotoxicidad. Los estudios realizados, en condiciones ambientalmente relevantes son necesarios, para evaluar mejor estos parámetros; pero este tipo de estudios, no son frecuentes. Los estudios sobre los NPs utilizando métodos de exposición pertinentes, para el medio ambiente, difieren de los protocolos estandarizados y se pueden clasificar en tres grupos: las cadenas tróficas experimentales, que permiten el estudio de la ruta trófica, las exposiciones de especies múltiples, bajo condiciones de laboratorio que permiten la exposición y exposiciones complejas al aire libre; pero controladas, que son más similares a condiciones ambientales realistas. Se encontró, que la mayoría de los estudios de micro o mesocosmos, se han centrado en la partición de las NPs y la bioacumulación. El otro parámetro importante, que se ha estudiado, fue la ecotoxicidad de las NPs, evaluado en una sola especie por vía trófica y a nivel de la comunidad. La inducción de los sistemas de defensa bioquímica, inmunomodulación, efectos sobre el crecimiento y la reproducción, alteraciones del comportamiento y la mortalidad fueron utilizados, como indicadores de mayor toxicidad, dependiendo de las especies estudiadas. Se revisó, la ecotoxicidad integrada de las NPs, en el organismo a nivel de la comunidad. Se obtuvo evidencia de que las cadenas tróficas, permiten determinar la implicación de la vía trófica, de la toxicidad para las NPs. El uso de microcosmos y mesocosmos permitió, estudios a mayor escala, para encontrar los principales efectos de las NPs, en las comunidades microbianas y de algas. Estas incluyeron modificaciones de las composiciones de la comunidad y diversidad, disminución de la biomasa y los cambios en las actividades de la comunidad. Finalmente, se concluyó, que los datos relativos al destino de las NPs y los efectos en las condiciones ambientales, son insuficientes (3).

En otros estudios recientes, se sugirió que la ecotoxicidad de las nanopartículas modificadas (NPs), es dependiente del tratamiento de la NPs, en las suspensiones (por ejemplo, sonicación o el uso de disolventes) y sobre el modo de exposición a organismos de prueba. Varios ensayos biológicos se realizaron con *Daphnia magna,* para determinar cómo los efectos adversos de las nanopartículas, de TiO2 (NPsTiO$_2$) están influenciados por el sistema experimental. Se aplicaron varios tratamientos, incluyendo los medios de cultivo de tres pruebas, diversos tratamientos de suspensiones NPsTiO$_2$ (agitación, sonicación) y diferentes modos de exposición (duración de la exposición y el volumen de la suspensión de ensayo). No se observaron efectos adversos, cuando *D. magna* se expuso a 50 ml de suspensión, independientemente de la concentración de TiO$_2$ (hasta 250 mg/L) y la duración de la exposición. Por el contrario, se observaron efectos adversos cuando *D. magna* se expuso a 2 ml de la suspensión durante 96 h a un 50% de concentración con valores de efecto de la EC50 que oscilaron desde 32 mg/L a 82 mg/L. Los medios de ensayo, no tuvieron influencia significativa sobre los resultados de todos los tratamientos. Para una mejor comprensión mecanicista del montaje experimental, en el que se observaron efectos adversos, el tamaño de partícula de las NPsTiO$_2$ en los medios de prueba, se caracterizó durante toda la duración de la prueba. Estas mediciones pusieron de manifiesto, una aglomeración rápida y fuerte, con un tamaño de partícula secundaria, en el orden de magnitud de micrómetros. En este estudio se describió, cómo los efectos de las NPsTiO$_2$ en *D. magna,* se ven influidos por la duración de la exposición y el volumen del medio; destacando la necesidad de la estandarización de los métodos experimentales (32). En este sentido, los organismos internacionales y diferentes laboratorios en todo el mundo, están realizando esfuerzos coordinados para armonizar estos ensayos (3).

2.5.4. Fertilidad.

Las nanopartículas (NPs) son de tamaño entre 1 y 100 nm. Su tamaño permite nuevas propiedades a nanoescala, de especial interés para el sector industrial y propósitos científicos. En los últimos veinte años, la nanotecnología conquistó muchas áreas de uso (electrónica, cosmética, textil ...). Mientras, el humano está expuesto a un mayor número de fuentes de nanopartículas e impactos en la salud; en particular la función reproductiva, sigue siendo poco evaluada. De hecho falta, la trazabilidad de las nanopartículas y la nanotoxicología sigue reglas diferentes a la toxicología clásica. Debido a ello, una revisión realizada recientemente, se centró en el impacto de la NPs en la salud y particularmente en la fertilidad y abordó los riesgos potenciales de la exposición crónica a NPs, en la fertilidad humana (12).

Las nanopartículas de oro (NPsAu), se están utilizando cada vez más como constituyentes en cosméticos, biosensores, bioimagen, terapia fototérmica, y la administración de fármacos dirigidos (17). Esta exposición elevada a la NPsAu plantea riesgos sistémicos, en los seres humanos, en particular los riesgos asociados con la biodistribución de NPsAu y su potente interacción con barreras biológicas. En un estudio, se trataron células endoteliales de vena umbilical humana con NPsAu y se examinaron exhaustivamente los niveles de expresión, de unión estrecha (UE) a proteínas, así como la permeabilidad paracelular endotelial y la señalización intracelular requerida para la organización de las UE. Por otra parte, se validaron los efectos de NPsAu en la integridad de las UE en las células endoteliales microvasculares, del cerebro de ratón *"in vitro"* y se obtuvo evidencia directa de su influencia, en la permeabilidad de la barrera hematoencefálica (BHE) *"in vivo"*. El tratamiento con NPsAu causó, una reducción pronunciada en la fosforilación de treonina proteína quinasa C dependiente de claudina 1, lo que dió lugar a la inestabilidad de las UE endoteliales y condujo a la degradación, mediada por proteasoma, de los componentes de las UE. Este deterioro en las UE entre las células endoteliales, aumentó la permeabilidad del paso paracelular transendotelial. Las NPsAu aumentron la permeabilidad paracelular endotelial *"in vitro"* y elevaron la permeabilidad de la BHE *"in vivo"*. Este estudio sugirió, que los ensayos futuros deben investigar la toxicidad directa e indirecta, causada por las NPsAu que inducen la apertura endotelial de las UE y de ese modo abordar el efecto de espada, de doble filo, de las NPsAu (19).

2.5.5. Neurotoxicidad.

Las nanopartículas (NPs de dióxido de titanio (TiO_2), se han usado ampliamente en nuestra vida cotidiana, por ejemplo, en las áreas de los protectores solares, cosméticos, dentríficos, productos alimenticios, y reactivos nanomédicos. Recientemente, el aumento de la preocupación se ha planteado acerca de su neurotoxicidad; pero los mecanismos que subyacen a tales efectos tóxicos aún se desconocen. Se realizó una investigación, con una línea celular de neuroblastoma humano (SH-SY5Y), para estudiar los efectos de $NPsTiO_2$, en los sistemas neurológicos. Los resultados reportados mostraron, que las $NPsTiO_2$ no afectaron la viabilidad celular; pero indujeron cambios morfológicos notables hasta 100 µg/ml(-1). La detección de inmunofluorescencia mostró desorden, desorganización, retracción, y disminución de la intensidad de los microtúbulos, después del tratamiento con $NPsTiO_2$. Ambas expresiones alfa y beta del túbulo, no cambiaron en el grupo tratado con $NPsTiO_2$; pero aumentaron el porcentaje de túbulos solubles. Un estudio dinámico de los microtúbulos en las células vivas, indicó, que las $NPsTiO_2$ provocaron una tasa de crecimiento más baja y una tasa de acortamiento mayor de los microtúbulos, así como tiempos de vida más cortos, de los microtúbulos novo. Las $NPsTiO_2$, no causaron cambios en el estado de expresión y la fosforilación de las proteínas tau; pero se observó una interacción entre tau y las $NPsTiO_2$. Las $NPsTiO_2$ podrían interactuar con el túbulo heterodímero, microtúbulos y las proteínas tau; lo que explicaría la inestabilidad de los microtúbulos, contribuyendo a la neurotoxicidad de las $NPsTiO_2$ (20).

La nanotecnología se ha convertido en un campo de la innovación científica, que tiene abierto una gran cantidad de preocupaciones, por el impacto potencial en la salud humana y el medio ambiente. Diversos estudios toxicológicos han confirmado, que las nanopartículas (NPS) pueden ser potencialmente peligrosas, debido a sus propiedades únicas físico-químicas y pequeño tamaño. Con las amplias aplicaciones de las nanopartículas de dióxido de titanio ($NPsTiO_2$), en la vida del día a día, en la forma de cosméticos, pinturas, la esterilización y así sucesivamente; hay una creciente preocupación por los efectos nocivos de las $NPsTiO_2$, sobre el sistema nervioso central. Las mitocondrias es un origen importante para la generación de energía, así como los radicales libres y el exceso de radicales libres, puede conducir a daño mitocondrial y finalmente conducir a la apoptosis. Debido a ello se realizó un estudio, para determinar el efecto neurotóxico potencial, de las $NPsTiO_2$ anatasa. El estrés oxidativo se determinó, midiendo la peroxidación lipídica y el contenido de proteínas carbonilo, que se encontró aumentado significativamente. La reducción del contenido de glutatión y las principales enzimas del mismo metabolizadas, también fueron moduladas, destacando el papel en el ciclo redox del glutatión, en la fisiopatología de la $NPsTiO_2$. Complejos mitocondriales también fueron modulados, por la exposición a $NPsTiO_2$. El presente estudio indicó, que el tamaño nanomérico de las $NPsTiO_2$, puede suponer un riesgo para la salud de las mitocondrias del cerebro, con la generación de especies reactivas de oxígeno; debido a ello, estas nanopartículas deben ser utilizadas con cuidado (21).

2.5.6. Efectos sobre la piel.

La aplicación de la tecnología de nanopartículas, se está expandiendo rápidamente. La dimensionalidad reducida de las nanopartículas, puede dar lugar a cambios en las propiedades químicas y físicas; resultando con frecuencia, en una toxicidad alterada. Las personas están expuestas por vía dérmica a nanopartículas de dióxido de titanio (TiO_2), en ambientes industriales y residenciales. El público en general está cada vez más expuesto a estas nanopartículas y su uso en cosméticos, protectores solares y lociones se expande. La toxicidad de las nanopartículas de TiO_2 hacia las células de piel humana, no es clara y ha sido poco estudiada. Se utilizó una línea celular de fibroblastos de piel humana, para investigar la citotoxicidad y clastogenicidad de las nanopartículas de TiO_2, después de 24 h de exposición. En un ensayo de supervivencia clonogénica, tratamientos de 10, 50 y 100 $\mu g/cm^2$ indujeron 3.3%, 3.0%, 3.0% y 2.7% de supervivencia relativa, respectivamente. La clastogenicidad se evaluó, mediante un ensayo de aberración cromosómica con el fin de determinar, si las nanopartículas de TiO_2, indujeron formas graves de daño en el ADN, como roturas de cromátidas, lesiones isocromatídicas o intercambios de cromátidas. Los tratamientos de 0, 10, 50 y 100 $\mu g/cm^2$ indujeron 3.3%, 3.0%, 3.0% y 2.7% de metafases, con daño respectivamente. No se detectaron lesiones isocromatídicas o intercambios de cromátidas. Estos datos muestran que las nanopartículas de TiO_2, no son citotóxicas o clastogénicas, en las células de piel humana (4).

2.5.7. Sistema respiratorio.

Los nanomateriales se utilizan en diversos campos, incluyendo la alimentación, cosmética y las industrias médicas. Las nanopartículas de dióxido de titanio ($NPsTiO_2$) se utilizan ampliamente; pero sus efectos en los sistemas biológicos y mecanismos de toxicidad, no han sido completamente aclarados. Debido a ello, se presentó el mecanismo toxicológico de $NPsTiO_2$ en orgánulos celulares. Células epiteliales bronquiales humanas (16HBE14o-) fueron expuestas a 50 y 100 $\mu g/ml$ de $NPsTiO_2$ a 24 y 48 h. Los resultados mostraron que las $NPsTiO_2$ indujeron estrés, en las células y rompieron el retículo endoplásmico (RE), las membranas asociadas a mitocondrias y el equilibrio de iones de calcio; aumentando así la autofagia. En contraste, un inhibidor de estrés, el ácido tauroursodesoxicólico mitigó la respuesta tóxica celular; lo que sugirió, que el $NPsTiO_2$ promovió la toxicidad a través de estrés del RE. Este nuevo mecanismo de toxicidad de las $NPsTiO_2$, en las células epiteliales bronquiales humanas, sugiere, que se necesita más investigación exhaustiva sobre los efectos nocivos de estas nanopartículas, en los organismos pertinentes, para su aplicación segura (38).

Las nanopartículas de dióxido de titanio (NPsTiO2) son ampliamente utilizadas, en cosméticos, protectores solares, electrónica, sistemas de administración de fármacos, y campos de bio-aplicaciones diversas. En el lugar de trabajo, la vía de exposición principal de nanopartículas de TiO2 es la inhalación a través del sistema respiratorio. Debido, a que las nanopartículas de TiO2 tienen diferentes propiedades fisiológicas, en términos de tamaño y bioactividad; sus efectos tóxicos en el sistema respiratorio deben conocerse. En un estudio, para determinar el efecto tóxico de nanopartículas de TiO_2 inhaladas en el pulmón y el mecanismo subyacente, se utilizó un sistema de inhalación de cámara, en todo el cuerpo, para exponer ratones a nanopartículas de TiO_2 durante 28 días. En el desarrollo de los ensayos, las nanopartículas de TiO_2 inhaladas, se caracterizaron usando un impactador de cascada y microscopía electrónica de transmisión. Después de la inhalación de las nanopartículas de TiO_2, la hiperplasia y la inflamación se observaron, de manera dependiente de la dosis de TiO_2. Para determinar el mecanismo biológico de la respuesta tóxica en el pulmón, se examinó el retículo endoplásmico (RE) y las mitocondrias en el pulmón. El RE y las mitocondrias fueron interrumpidas y disfuncionales en el pulmón expuesto a TiO2, conduciendo a la autofagia anormal (39). De todo lo anterior se dedujo, que el mecanismo de acción de las $NPsTiO_2$, en el sistema respiratorio, está dado por la acción sobre el retículo endoplasmático y las mitocondrias.

Dióxido de titanio de tamaño nanométrico (nano-TiO_2) tiene un enorme potencial, para una gran cantidad de aplicaciones; pero las nanopartículas (NPs) de TiO_2 poseen diferentes propiedades físico-químicas, en comparación con sus análogos de partículas finas, que pueden alterar su bioactividad. Sus efectos adversos sobre las células vivas, han planteado serias preocupaciones recientemente, para su uso en los sectores de asistencia sanitaria y de consumo, tales como, protectores solares, cosméticos, aditivos farmacéuticos y biomateriales implantados. Muchas investigaciones han demostrado, que las propiedades físico-químicas, incluyendo forma, tamaño, características de la superficie y la estructura interna de $NPsTiO_2$; pueden tener grados de toxicidad variables, sobre diferentes organismos, en condiciones desiguales. Algunos informes anteriores han demostrado, que los materiales de $NPsTiO_2$ podían entrar en el cuerpo humano, a través de diferentes vías, como la inhalación, la penetración dérmica o la ingestión. Después de ser tomado por el cuerpo humano, las NPs podría inducir estrés oxidativo, citotoxicidad, genotoxicidad, inflamación y apoptosis celular en última instancia, en los órganos y sistemas de mamíferos (40).

Existe una preocupación en la seguridad pública, por el incremento en el uso de nanopartículas de plata (NPsAg) en alimentos y cosméticos; sin embargo, existe un conocimiento limitado sobre el efecto de estas NPsAg en el transcriptoma celular. Un estudio evaluó, los perfiles globales de expresión génica de células HepG2 de hígado humano, expuestas a nanopartículas de NPsAg de 20 y 50 nm en 4 y 24 h a 2,5 µg ml(-1). La exposición a nanopartículas de 20 nm, resultó en 811 genes alterados después de 4 h; pero mucho menos después de 24 h. La exposición a

NPsAg de 50 nm mostraron genes alterados, en ambos tiempos de exposición. Las células HepG2 respondieron a la agresión tóxica de NPsAg sobre regulando transitoriamente genes de respuesta de estrés, tales como metalotioneínas y proteínas de choque térmico. El análisis funcional de los genes alterados mostró que más de 20 importantes procesos biológicos, se vieron afectados, de los cuales el metabolismo, el desarrollo, la diferenciación celular y la muerte celular fueron las categorías más dominantes. Varias vías celulares también se vieron afectadas por la exposición a NPsAg, incluyendo la vía de señalización de p53 y la NRF2 mediada. Se observó que la vía oxidativa de respuesta al estrés, puede conducir a un aumento del estrés oxidativo y al daño del ADN en la célula y potencialmente resultar en genotoxicidad y carcinogenicidad. En conjunto, estos resultados indicaron que las células HepG2 fueron sometidas, a una multitud de procesos celulares, en respuesta a la agresión tóxica de la exposición a NPsAg (31).

2.5.8. Estrés oxidativo.

Las nanopartículas de Plata (NPsAg) y oro (NPsAu) tienen amplias aplicaciones. Ellas son cada vez más utilizadas, en los dispositivos médicos, biosensores, de imágenes de células de cáncer y cosméticos. El aumento de aplicaciones de estas nanopartículas, en los avances tecnológicos han conducido también, al riesgo de exposición a estas partículas. Un estudio investigó, los efectos tóxicos de Ag, y Au, como NPs (1 uM y 2 uM, oral)), en los eritrocitos y tejidos de ratón; después de 14 días consecutivos de exposición. Estos resultados demostraron, un aumento significativo de las especies reactivas de oxígeno (EROS) y el agotamiento de las enzimas antioxidantes en los eritrocitos y tejidos. La toxicidad hepática y renal fue evidente, en el hígado y en las pruebas de función renal. Los marcadores inflamatorios, interleucina-6 y la sintasa de óxido nítrico en el plasma aumentaron, en la administración posterior a la exposición de estas NPs. Un aumento más pronunciado se observó en la metalotioneína del riñón (MT), en comparación con MT hepática por exposición a estas NPs. El potencial tóxico de estas NPs fue confirmada, por el aumento en los niveles de 8-hidroxi-2-desoxiguanosina, en la orina, un biomarcador de daño del ADN. Entre las dos NPs, la Ag fue más tóxica en dosis de 2 µM, comparada con la dosis más baja de 1 µM. El estudio sugiere, al estrés oxidativo como el principal mecanismo responsable, de las manifestaciones tóxicas inducidas por las NPs de Ag y Au (37).

2.5.9. Efecto inmumodulador.

La amplia aplicación de nanopartículas de óxido de zinc (NPsZnO), en cosméticos, pinturas, biosensores, la administración de fármacos, envases de alimentos y como agentes anticancerosos, ha aumentado el riesgo de exposición humana a estas NPs. Los ensayos *"in vitro"* e *"in vivo"* han demostrado, un potencial citotóxico y genotóxico de las NPsZnO. Sin embargo, hay escasez de datos con respecto a sus efectos inmunomoduladores. Con la finalidad de esclarecer esta pregunta, se realizó un estudio para investigar el potencial inmunotóxico de NPsZnO, utilizando una línea humana celular monocítica (THP-1), como modelo para comprender el mecanismo molecular subyacente. Se observó, un aumento significativo ($p < 0,01$), en las citoquinas pro-inflamatorias (TNF-alfa e IL-1beta) y especies reactivas de oxígeno (EROS), con una concentración concomitante dependiente (0,5, 1, 5, 10, 15 y 20 µg/ml), disminución en los niveles de glutatión (GSH), en comparación con el control. Los niveles de expresión de proteína quinasa activada por mitógeno (MAPK), las proteínas de la cascada, tales como p-ERK y p-JNK, también fueron significativamente ($p < 0,05$, $p < 0,01$) inducidas. Además, en la concentración ensayada, las NPs indujeron daño en el ADN, según los ensayos del cometa y micronúcleos. Los datos aportados demostraron, que las NPsZnO indujeron, estrés oxidativo y nitrosativo en monocitos humanos, lo que aumenta la respuesta inflamatoria, a través de la activación de redox sensibles, vías de señalización NF-kB y MAPK (36).

2.6. Ftalatos.

Los ftalatos se utilizan comúnmente como plastificantes, en la fabricación de productos flexibles de cloruro de polivinilo. Grandes volúmenes de producción de ftalatos y su uso generalizado, en el consumidor común, médico, construcción, y productos de cuidado personal, llevan a la exposición humana, en todas partes, a través de la ingestión oral, inhalación y contacto dérmico. Recientemente, varios ftalatos han sido clasificados, como químicos tóxicos disruptores endocrinos, para la reproducción, en función de su capacidad de interferir con la función reproductiva normal y la señalización hormonal. Por lo tanto, la exposición a los ftalatos representa un problema de salud pública. Actualmente, los efectos de los ftalatos en la reproducción masculina, se entienden mejor, que los efectos sobre la reproducción femenina. Esto es preocupante, porque las mujeres con frecuencia. están expuestas, a niveles más altos de talatos que los hombres, a través de los productos cosméticos de cuidado personal y uso extensivo. En la mujer, un regulador principal de la función reproductiva y endocrina es el ovario. El ovario es responsable de la foliculogénesis, la correcta maduración de los gametos para la fertilización, la esteroidogénesis y la síntesis de las hormonas esteroides sexuales necesarias. Cualquier defecto en la regulación de estos procesos, puede causar complicaciones para la reproducción y la salud no reproductiva. Por ejemplo, los defectos inducidos por ftalatos en la foliculogénesis y la esteroidogénesis, pueden producir infertilidad, insuficiencia ovárica prematura, y trastornos no reproductivos.

En la actualidad, hay una escasez de conocimientos sobre los efectos de los talatos en la función ovárica normal; Sin embargo, trabajos recientes han establecido el ovario como un objetivo de la toxicidad del ftalato. Una revisión actualizada resumió, lo que se conoce actualmente, sobre los efectos de los ftalatos en el ovario y los mecanismos por los cuales los ftalatos ejercen toxicidad ovárica, con un enfoque particular sobre los efectos, en la foliculogénesis y la esteroidogénesis. Además, en esta revisión se describen, las direcciones futuras, incluyendo la necesidad de examinar los efectos de los ftalatos, en dosis que imiten la exposición humana, para esclarecer más su toxicidad (13).

3. Cómo podemos lograr la disminución del impacto ambiental de los cosméticos.

Desde nuestro punto de vista, a pesar de todos los problemas existentes, señalados anteriormente, es posible minimizar el impacto ambiental de los productos cosméticos; si dirigimos nuestros esfuerzos a contribuir con las posibilidades que nos brinda en la actualidad, el desarrollo alcanzado en 3 grandes áreas:

1. La certificación ecológica de las materias primas.
2. Los productos naturales orgánicos.
3. Los sistemas de gestión ambiental.

A continuación explicaremos cada uno de los aspectos señalados anteriormente.

3.1. La certificación ecológica de las materias primas.

La certificación ecológica de las materias primas, es un aspecto de gran importancia en la elaboración de los productos cosméticos, debido a que esto garantiza la elaboración de un producto, que no afecta al medio ambiente, incluyendo al hombre. Esto se logra, entre otras cosas, comprobando la seguridad de esas materias primas, utilizando ensayos toxicológicos.

Seguridad de los cosméticos.

Aunque existen normas para la evaluación con animales y métodos alternativos ¨*in vitro*¨, para evaluar la seguridad de los cosméticos, estos no son suficientes, debido a las limitaciones, en el costo de los ensayos y la existencia insuficiente de laboratorios certificados.

Normativas de seguridad para los cosméticos.

Existen normas establecidas, en los diferentes países e internacionalmente, para garantizar la inocuidad de los cosméticos; pero no siempre, se cumplen en cada país.

En general a los cosméticos para que cumplan, las normativas existentes, se les deben determinar, los contaminantes orgánicos, inorgánicos, biológicos y potencial tóxico, utilizando ensayos de toxicidad (8). A continuación explicaremos brevemente estos análisis.

Análisis de productos sintéticos y orgánicos.

Los productos contaminantes como metales pesados y otros se pueden determinar, a través de un grupo de ensayos analíticos, avalados por normas nacionales e internacionales, para determinar la concentración de estos productos químicos. En los mismos se utilizan, técnicas de espectrofotometría de absorción atómica, MS-GC, HPLC, fluorescencia de rayos X, entre otros.

Conteo microbiano.

El conteo microbiano en los productos de belleza, es un ensayo requerido para el registro de un producto cosmético. En el mismo se determinan: *Salmonella typhi, Pseudomona aeruginosa, Stafilococcus aureus, Escherichia coli*, hongos y levaduras.

Normativa internacional para garantizar la seguridad de los cosméticos.

Los organismos internacionales han aprobado, protocolos de las pruebas que se deben realizar a los cosméticos, para garantizar su seguridad. Las que se han referido detalladamente (30). Actualmente, se realizan talleres internacionales, para armonizar los ensayos necesarios, que garanticen la seguridad de los mismos (28).

Normativas nacionales para seguridad de cosméticos

En diferentes países se han establecido, normativas nacionales para garantizar la seguridad de los cosméticos. Un ejemplo de ello, es el Acuerdo de la Secretaría de Salud de México, por el que se determinan las sustancias prohibidas y restringidas en la elaboración de productos de perfumería y belleza. Publicado el 21 de marzo de 2007. También la NOM-039-SSA1-1993. Productos de Perfumería y Belleza. Determinación de los Índices de Irritación Ocular, Primaria Dérmica y Sensibilización. En la misma, se establecen métodos *"in vivo"* e *"in vitro"*. En la actualidad se utilizan los métodos *"in vitro"*, debido a que un producto ecológico, no debe tener pruebas en animales. Esta norma establece como aceptados, los métodos de: prueba de la membrana corioalantoidea en huevos de gallina, ensayo membrana-reactivo, membrana proteica de queratina y colágeno disponible, ensayo de desnaturalización de proteínas, hemólisis de los glóbulos rojos en eritrocitos humanos o de carnero y el ensayo en el ojo del bovino. Aunque, existen un gran número de ensayos *"in vitro"*, que se pueden utilizar para validar la seguridad de los cosméticos, referidos en la literatura internacional (27).

Estudios toxicológicos.

Actualmente, el objeto de la Toxicología Ambiental es el estudio, de los efectos dañinos de algunas sustancias simples o compuestas (químicos), que distribuídos en el ambiente, causan daños a la salud humana. La Ecotoxicología estudia, los efectos tóxicos de los agentes físicos y químicos, sobre las poblaciones y comunidades de los ecosistemas; abarca las formas de transferencia, de estos agentes y sus interacciones con el ambiente (29).

Los cambios en el ambiente comienzan a producirse, a partir de la liberación de sustancias tóxicas sin control (s/c), afectando primeramente el nivel bioquímico de los organismos individuales, posteriormente producen alteraciones fisiológicas y más tarde, provocan cambios en el organismo, manifestado como síntomas clínicos y hasta la muerte de los mismos. Estos efectos son ascendentes, en la comunidad, afectando la población, por ejemplo con la disminución del número de la especie afectada; para repercutir posteriormente en la comunidad, cuando otras especies se ven implicadas y produce la disminución o desaparición de una especie determinada. Finalmente esta reacción en cadena, lleva al desequilibrio del ecosistema, alterando la circulación de nutrientes (22). Una interpretación gráfica de estas interacciones, descritas anteriormente, se puede observar en el Gráfico No. 1.

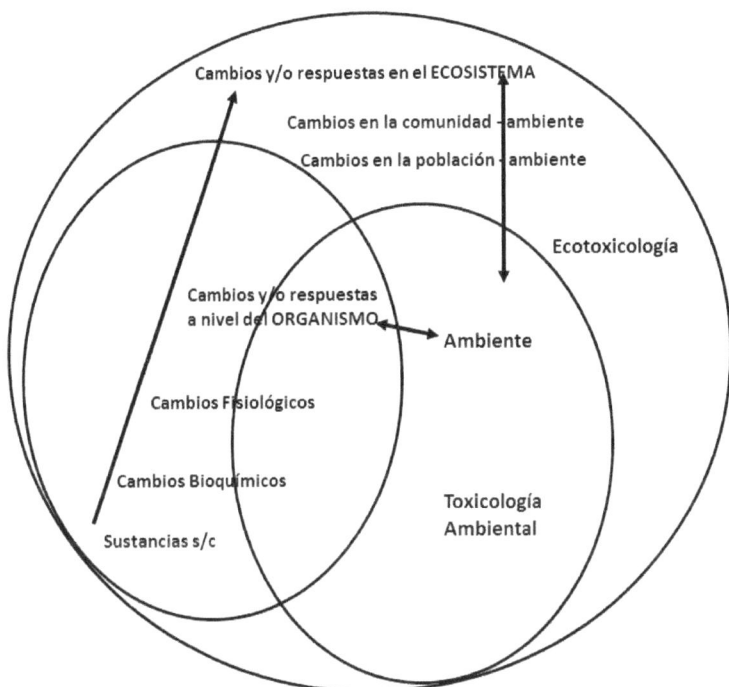

Gráfico No. 1. Cambios en el Ecosistema, los individuos y la población. Fuente: Elaborado por Ervelio Olazabal. Modificado de Newman y Clements (22).

Los estudios ecotoxicológicos se realizan, para determinar el ingreso de los contaminantes, en los diferentes compartimientos y su efecto en la cadena trófica, existente en cada uno. Estos estudios pueden ser monoespecie o multiespecie, a nivel de microcosmos o mesoscosmos. Los últimos a pesar de que son más representativos, tienen un alto costo y se utilizan con más frecuencia los ensayos monoespecie controlados, en el laboratorio (22). Una interpretación gráfica, de lo dicho anteriormente, se puede observar en el Gráfico No. 2.

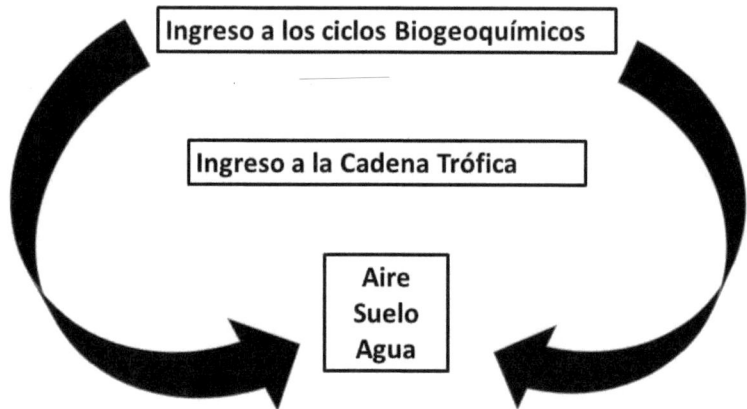

Gráfico No. 2. Ingreso de los contaminantes a los ecosistemas. Fuente: Elaborado por Ervelio Olazabal. Modificado de Newman y Clements (22).

En la mayoría de los casos, todas las sustancias que son eliminadas al ambiente, atraviesan el ambiente acuático, por lo que los ensayos normalizados, por las agencias internacionales reconocidas, han definido un grupo de ensayos agudos y crónicos, para los productos químicos, y la interpretación de sus resultados, en este ambiente. Los bioensayos más utilizados son:

Bioensayos con Daphnias (EPA, OECD).

EPA 850.1010   Aquatic Invetebrate Acute Toxicity, Test, Freshhwater Daphnids.

EPA 850.1300   Daphnid Chronic Toxicity Test.

OECD 202   Daphnia sp. Acute Immobilisation Test.

OECD 211   Daphnia magna Reproduction Test.

Bioensayos algas y Lemna (EPA, OECD).

EPA 850.4400   Aquatic Plant Toxicity Test using Lemna spp. Tiers I and II.

EPA 850.5400   Algal Toxicity, Tiers I and II.

OECD 201   Alga, Growth Inhibition Test. 2006.

OECD 201   Freshwater Alga and Cyanobacteria, Growth Inhibition Test. 2011.

OECD 221   Lemna sp. Growth Inhibition Test.

Bioensayos con peces (EPA, OECD).

OECD 203- Fish, Acute Toxicity Test.

OECD 204- Fish, Prolonged Toxicity Test.

OECD 210- Fish, Early-life Stage Toxicity Test.

OECD 212- Fish, Short-term Toxicity Test on Embryo and Sac-fry Stages.

EPA 850.1075 Fish Acute Toxicity Test, Freshwater and Marine.

EPA 850.1085 Fish Acute Toxicity Mitigated by Humic Acid.

EPA 850.1400 Fish Early-Life Stage Toxicity Test

EPA 850.1500 Fish Life Cycle Toxicity.

EPA 850.1730 Fish BCF.

EPA 885.4200 Freshwater Fish Testing, Tier I.OECD 215- Fish, Juvenile Growth Test.

Después de obtener los resultados, la sustancia evaluada debe ser clasificada, en la categoría que le corresponda. Tanto para los ensayos agudos como crónicos se han establecido 3 categorías (I, II y IIII), según lo referido por la OECD (24).

Métodos alternativos.

La evaluación del riesgo de productos de cuidado personal requiere, el uso de métodos alternativos, debido a que la experimentación con animales está totalmente prohibida. Algunos de estos métodos son eficaces y han sido validados, por el "Laboratorio de Referencia de la Unión Europea, para alternativas a la experimentación animal"; pero todavía hay una necesidad, para el desarrollo y aplicación de métodos, en puntos finales específicos (27).

Para armonizar los métodos alternativos, La Asociación Europea para Enfoques Alternativos a la Experimentación con Animales (EPAA) viene trabajando sistemáticamente, en armonizar estos protocolos y convoca talleres anuales de intercambio de conocimientos, para facilitar la toma de decisiones regulatorias. Cincuenta participantes invitados de la Comisión Europea, agencias y organismos, sectores industriales para diferentes productos (productos químicos, cosméticos, fragancias, productos farmacéuticos, vacunas) nacionales y europeos, y las organizaciones de protección animal asistieron a un taller en el 2015. Cuatro estudios de casos presentados, como ejemplo, revelaron que los procedimientos están en listos, para obtener la aprobación normativa de nuevos métodos de prueba, en distintos sectores. Los grupos de trabajo discutieron, la situación actual, identificando los siguientes facilitadores para la aceptación reglamentaria de alternativas, a la experimentación animal: Redes y comunicación (incluida la colaboración intersectorial, la cooperación internacional y la armonización); participación de los organismos reguladores en las etapas iniciales del desarrollo de métodos de prueba sobre y certeza sobre los requisitos previos para el método de prueba de aceptación, incluyendo el establecimiento de criterios específicos para la aprobación normativa. El intercambio de datos y las cuestiones de propiedad intelectual, que afectan a muchos aspectos del desarrollo de métodos de prueba, validación y aceptación reglamentaria. En principio, todas las actividades se planteó, deben abordar el reemplazo, reducción y refinamiento de los métodos (aunque la experimentación con animales en general, está prohibida en el sector de los cosméticos). Provisión de recursos financieros y de apoyo a la educación, en todas las actividades destinadas a facilitar la aceptación y el uso de alternativas, a la experimentación animal. En general, los participantes del taller recomendaron, la creación de confianza en las nuevas metodologías, aplicando y adquiriendo experiencia con ellas (28).

Para los productos cosméticos, solo los métodos que cuenten con aceptación regulatoria son permitidos. El estatus de aprobación de los métodos es cambiante, por lo cual, se debe verificar periódicamente que se cumpla esta condición. Para tal fin, se cuenta con el Centro Europeo para la Validación de Métodos Alternativos (ECVAM, por sus siglas en inglés).

Según la UE (Unión Europea) (9), el término "alternativo" se asocia, generalmente con los principios de las 3R, - reemplazo, reducción y refinamiento - de ensayos en animales. En este contexto, un método alternativo sirve, para reemplazar completamente un ensayo con animales, para reducir el número de animales necesarios en un ensayo o para perfeccionar un procedimiento de pruebas en animales, con el fin de reducir el dolor y el sufrimiento. Métodos de ensayo alternativos que se desarrollan, para reducir o sustituir los experimentos con animales, se basan normalmente en sistemas "in vitro" o en programas modelos para computadoras.

Los sistemas "in vitro" utilizan métodos de prueba (reconstruidos) tejidos, células enteras o partes de las células. Los recientes avances en la investigación, basada en células, incluyen el desarrollo de cultivos celulares bidimensionales y tridimensionales, que imitan muy de cerca las células y tejidos en el cuerpo humano. El término "in vitro" (en el vidrio) se refiere, a la técnica de la realización de un experimento dado en un tubo de ensayo o en general, en un ambiente controlado, fuera de un organismo vivo. Cada vez más, las células humanas se utilizan, ya que predicen mejor posibles efectos, en los seres humanos.

Por otra parte, el creciente uso de las tecnologías "ómicas" (por ejemplo, transcriptómica, proteómica y metabolómica), en combinación con sistemas de ensayo "in vitro", permite un análisis exhaustivo de los efectos de una sustancia química a nivel molecular y puede indicar las vías de toxicidad potenciales, que pueden dar lugar a efectos adversos para la salud .

También, enfoques basados en ordenadores (a menudo denominado métodos *in silico* o no de prueba) son cada vez más potentes y pueden ser utilizados eficazmente, para predecir la toxicidad de un producto químico, con sus propiedades básicas. Los modelos de computadora son también una herramienta importante, para la integración eficiente de información toxicológica, derivada de los métodos *"in vitro"* e *in silico*.

Un enfoque de prueba utilizado frecuentemente, en la evaluación de la seguridad de los productos químicos industriales, por ejemplo, se conoce como técnica de "extrapolación", donde los efectos toxicológicos de un producto químico se prevén, mediante el uso de datos para el mismo efecto toxicológico de otro químico considerado similar, en términos de química estructural, las propiedades físico-químicas o bioactividad.

Actualmente, la Comunidad Europea (CE) tiene 62 propuestas de métodos alternativos, para utilizar en la evaluación de la seguridad de los cosméticos, en diferentes fases de evaluación, reportados en su base datos (10). De ellos 6 están resumidos con formato OCDE y los demás están protocolizados, en diferentes formatos, que se pueden obtener de su sitio WEB y que relacionamos a continuación:

Tipo de ensayo	Nombre del ensayo
Corrosión en piel	TER, EpiSkin™, EpiDerm™, SkinEthic™ RHE, EST-1000™, CORROSITEX.
Irritación en piel	EpiSkin™, Original EpiDerm™, Modified EpiDerm™ SIT, SkinEthic™ RHE.
Irritación ocular	BCOP, ICE, IRE, HET-CAM, CM, FL, LVET.
Sensibilización en piel	LLNA rLLNA, LLNA DA, LLNA BrdU-Elisa.
Mutagenicidad	Micronucleo.
Toxicidad sistémica aguda	FDP, ATC, Toxicidad aguda inhalatoria, ATC Inhalación.
Toxicidad sobre la reproducción	EST, MM, WET.
Otros	3T3NRU, Fototoxicidad, Absorción en piel, STTA para EDs.
Toxicidad aguda para peces	FTA.

Dado el volumen de la información disponible y la finalidad de esta revisión, no pretendemos en este artículo resumir la misma porque tendría un volumen muy grande de información, y solo nos limitaremos, a los comentarios que hemos realizado. Estos pueden ser ampliados, de acuerdo con los intereses específicos, en el sitio WEB mencionado anteriormente.

3.2. Los productos naturales orgánicos.

El incremento de los productos naturales, supuestamente inocuos, introduce un nuevo reto, en el campo de la seguridad de estos productos.

Para que un producto cosmético sea certificado, con un sello de cosmética natural controlada, debe cumplir varios requisitos (8). Ellos son:

Contienen

- Materias primas de origen vegetal o de cultivos ecológicos certificados > 90%.
- Envases reciclables o biodegradables.
- Conservantes naturales o copias moleculares idénticas, o ecológicos certificados.
- Dosis bajas de tensoactivos que dan homogeneidad a los productos y siempre de origen natural (aceites, grasas, lecitinas, ceras).

No contienen

- Materias primas procedentes de animales.
- Ingredientes sospechosos de resultar irritantes, cancerígenos, alergénicos o alteradores del sistema hormonal.
- Productos de origen petroquímico, parafinas, siliconas, materias etoxiladas, colorantes, aromas sintéticos, transgénicos o irradiados, testados con animales.

Se debe considerar que un producto natural, es más sano; pero no, necesariamente inofensivo. Tienen efectos saludables sobre la piel: el *Aloe vera* posee probadas propiedades cicatrizantes, antivirales y antiinflamatorias. El cosmético natural no implica necesariamente, que éste sea más seguro. Un ingrediente natural puede provocar alergia, exactamente igual que si es de origen sintético. Por otra parte, es muy difícil prescindir de algunos ingredientes sintéticos; los conservantes, por ejemplo, son imprescindibles para garantizar la seguridad antimicrobiana, de un cosmético a largo plazo.

Producción de cosméticos ecológicos.

Una nueva propuesta de producción de productos ecológicos, son los cosméticos a base de activos naturales, obtenidos en condiciones controladas (ecológicos) a partir de células troncales de plantas, aprovechando las bondades de la biotecnología. Los sistemas utilizados con más frecuencia son: la inmersión temporal para la producción de biomasa, entre otros. En un trabajo realizado con la *Morinda royoc* L, se obtuvo a los 2, 4, y 6 días en el sistema de inmersión temporal: un largo del brote de 9.79 cm, 1.85 brotes/explantes, un coeficiente de multiplicación de 5.25 y un rendimiento de masa fresca de 20.72 g (16). Estos resultados ratificaron la validez de este sistema, para para obtener buenos rendimientos, en cultivos orgánicos.

Los rendimientos obtenidos, en masa fresca, son altos y además garantizan que los extractos obtenidos estén libres de contaminantes, debido a que se reproducen en un ambiente controlado y se pueden escoger las células que se van a reproducir, lo que garantiza una óptima calidad de la planta utilizada, así como su estado de salud.

3.3.   Los sistemas de gestión ambiental.

La organización es un órgano social y económico en interacción constante con su entorno, intentando equilibrar las necesidades internas con las demandas externas.

Tres columnas estratégicas la conducen: La Dirección y la Gestión de Sistemas, La Gestión de Capitales y Recursos y el Sistema de Mejora.

Ejecutando el ciclo total de realización de productos/servicios a través de las actividades de I+D+I, Producción y Comercialización, se despliega el Lazo de Calidad que se apoya en un proceso permanente y sistemático de Gestión de la Innovación y la Tecnología, procesos todos, en interacción constante con el Mercado, la Sociedad, la Competencia, el Gobierno y el Estado. La concepción de este sistema, teniendo en cuenta las normas internacionales ISO, es fundamental para garantizar una producción limpia, de las materias primas utilizadas y de los productos terminados. Todo ello unido a una gestión eficiente de toda la empresa.

Existen herramientas computacionales, que facilitan el trabajo coordinado de todos los Departamentos de la Empresa, para lograr la gestión eficiente, cumpliendo todas las normas requeridas.

Las normas que se deben utilizar son las siguientes:

Normas para la gestión de sistemas.

ISO 9001 Gestión de la Calidad.

ISO 14001 Gestión Ambiental.

OHSAS 18001 Salud y Seguridad del Trabajo.

ISO/IEC 20000 Esp Gestión de Servicios Informción.

ISO/IEC 27001 Seguridad de la Información.

ISO 22000 Seguridad de los Alimentos.

UNE 166002 Gestión de la I+D+I.

Otros sistemas no especificados.

4.   Conclusiones.

• Las vías de impacto que tienen los cosméticos, en el ambiente, están relacionadas con los excipientes y otros ingredientes, las materias primas cosméticas, y los envases.

• Para disminuir el impacto ambiental de los cosméticos, es necesario cumplir las legislaciones, normas   nacionales y las recomendaciones internacionales en materia de cosméticos; utilizando materias primas, excipientes y envases ecológicos.

• Los antimicrobianos y preservantes se encuentran en los cosméticos, en concentraciones preocupantes para la salud humana; aunque su efecto ha sido reportado controvertido. La mezcla de ellos mostró, una toxicidad dérmica sinérgica en ratas y debe considerarse para su uso futuro, en productos de consumo. Pueden estar activos, a niveles de exposición no considerados previamente, toxicológicamente relevantes, en los estudios de pruebas de sus efectos, en condiciones controladas y alerta sobre el potencial tóxico de los mismos, a concentraciones consideradas como bajas.

• Los agentes quelantes no se degradan en el ambiente y provocan importantes perturbaciones, en la disponibilidad de los metales.

• Los datos obtenidos de la literatura mostraron, que en los cosméticos disponibles comercialmente, los metales tóxicos pueden estar presentes, en cantidades que crean un peligro para la salud humana.

• Existe una necesidad crítica de investigar a fondo, la toxicidad de las nanopartículas. Las pruebas más utilizadas, para evaluar la genotoxicidad de estos nanomateriales, fue el ensayo del cometa, seguido de micronúcleos, Ames y aberraciones cromosómicas. La evaluación de genotoxicidad fiable en los nanomateriales, sigue siendo un reto. Representan un riesgo potencial en la fertilidad humana porque se ha comprobado que las NPsAu aumentan la permeabilidad paracelular endoteliarl *in vitro* y aumenta la permeabilidad de la barrera hematoencefálica *in vivo*. También, las NPsTiO$_2$ inducen neurotoxicidad, afectando las mitocondrias de las células nerviosas, en el cerebro y afectan las células epiteliales bronquiales humanas *in vitro*, principalmente el retículo endoplasmático.

• Las nanopartículas pueden entrar en el cuerpo humano, a través de diferentes vías, como la inhalación, la penetración dérmica e ingestión. Después de ser tomadas por el cuerpo humano, las NPs pueden inducir estrés oxidativo, citotoxicidad, genotoxicidad, inflamación y apoptosis celular. Las NPsAg inducen afectaciones en el metabolismo, el desarrollo, la diferenciación celular, la muerte celular, potencialmente resultar en genotoxicidad y carcinogenicidad. Se ha sugerido al estrés oxidativo, como el principal mecanismo responsable de las manifestaciones tóxicas, inducidas por las NPs de Ag y Au y además el estrés nitrosativo en las NPsZnO.

- Los datos relativos al destino de las NPs y los efectos en las condiciones ambientales, son insuficientes. Se destaca la necesidad de la estandarización de los métodos experimentales, para evaluar la ecotoxicidad.

- Varios ftalatos han sido clasificados como tóxicos, para la reproducción y químicos disruptores endocrinos, en función de su capacidad de interferir con la función reproductiva normal, y la señalización hormonal.

- Se trabaja por las organizaciones internacionales, para ampliar las baterías de ensayo de métodos alternativos, que permitan sustituir la experimentación animal por métodos *"in vitro"*, modelos computacionales o integrando estos dos sistemas.

- Para lograr materias primas y productos ecológicos, hay que utilizar productos naturales ecológicos, realizando una producción limpia, certificando los productos terminados con ensayos validados que garanticen su inocuidad toxicológica, y ecotoxicológica.

Referencias

1. Amasa W, Santiago D, Mekonen S, Ambelu A. Are cosmetics used in developing countries safe? Use and dermal irritation of body care products in jimma town, southwestern ethiopia. *Journal of toxicology.* 2012;12.DOI:10.1155/2012/204830.
2. Borowska S, Brzoska MM. Metals in cosmetics: implications for human health. *J Appl Toxicol.* Jun 2015;35(6):551-572.
3. Bour A, Mouchet F, Silvestre J, Gauthier L, Pinelli E. Environmentally relevant approaches to assess nanoparticles ecotoxicity: A review. Journal of Hazardous Materials. 2015;283:764-777.
4. Browning CL, The T, Mason MD, Wise JP, Sr. Titanium Dioxide Nanoparticles are not Cytotoxic or Clastogenic in Human Skin Cells. *J Environ Anal Toxicol.* Nov 2015;4(6).
5. Concin N, Hofstetter G, Plattner B, et al. Evidence for Cosmetics as a Source of Mineral Oil Contamination in Women. Journal of Women's Health. 2011;20:1713-1719.
6. Ctistis G, Schon P, Bakker W, Luthe G. PCDDs, PCDFs, and PCBs co-occurrence in TiO nanoparticles. *Environ Sci Pollut Res Int.* Nov 6 2015.
7. Del Olmo A, Calzada J, Nunez M. Benzoic Acid and Its Derivatives as Naturally Occurring Compounds in Foods and as Additives: Uses, Exposure and Controversy. *Crit Rev Food Sci Nutr.* Nov 20 2015:0.
8. ECOCER. 2012. Norma ECOCERT. Cosméticos Naturales y Ecológicos. Disponible en: www.ecocert.com. Acedido el 18 de diciembre 2015.
9. European Commission. TSAR : Tracking System for Alternative test methods Review, Validation and Approval in the Context of EU Regulations on Chemicals. Joint Reseach Centre. Institute for Health and Consumer Protection (IHCP). Disponible en: http://tsar.jrc.ec.europa.eu/. Accedido el 21/12/2015.
10. European Commission. Joint Reseach Centre. Institute for Health and Consumer Protection (IHCP). Disponible en: http://ecvam-dbalm.jrc.ec.europa.eu/beta/index.cfm/methodsAndProtocols/index?idmm=6&idsm=7# Accedido el 21/12/2015.
11. Golbamaki N, Rasulev B, Cassano A, et al. Genotoxicity of metal oxide nanomaterials: review of recent data and discussion of possible mechanisms. *Nanoscale.* Feb 14 2015;7(6):2154-2198.
12. Greco F, Courbiere B, Rose J, et al. Toxicity of nanoparticles on reproduction. *Gynecol Obstet Fertil.* Jan 2014;43(1):49-55.
13. Hannon PR, Flaws JA. The effects of phthalates on the ovary. *Front Endocrinol (Lausanne).* 2015;6:8.
14. Heffernan AL, Baduel C, Toms LM, et al. Use of pooled samples to assess human exposure to parabens, benzophenone-3 and triclosan in Queensland, Australia. *Environ Int.* Dec 2015;85:77-83.

15. Incosmetics.com. El Mercado Latinoamericano de Cosméticos para el Cuidado Corporal. Disponible en: www.in-cosmeticsbrasil.com. 28 agosto 2014. Accedido el 7/12/2015.

16. Jiménez E, Reyes C, Machado P, Pérez-Alonso N, Capote A, Pérez A, Eichler-Loebermann B. Multiplicación *in vitro* de *Morinda royoc* L. en Sistemas de Inmersión Temporal. Biotecnología Vegetal. 2011;11(2):115-118.

17. Kim YJ, Kim B, Kim JW, et al. Combination of nanoparticles with photothermal effects and phase-change material enhances the non-invasive transdermal delivery of drugs. *Colloids Surf B Biointerfaces.* Jul 26;135:324-331

18. Kim MJ, Kwack SJ, Lim SK, et al. Toxicological evaluation of isopropylparaben and isobutylparaben mixture in Sprague-Dawley rats following 28 days of dermal exposure. *Regul Toxicol Pharmacol.* Nov 2015;73(2):544-551.

19. Li CH, Shyu MK, Jhan C, et al. Gold Nanoparticles Increase Endothelial Paracellular Permeability by Altering Components of Endothelial Tight Junctions, and Increase Blood-Brain Barrier Permeability in Mice. *Toxicol Sci.* Nov 2015;148(1):192-203.

20. Mao Z, Xu B, Ji X, et al. Titanium dioxide nanoparticles alter cellular morphology via disturbing the microtubule dynamics. *Nanoscale.* May 14 2015;7(18):8466-8475.

21. Nalika N, Parvez S. Mitochondrial dysfunction in titanium dioxide nanoparticle-induced neurotoxicity. *Toxicol Mech Methods.* Jun 2015;25(5):355-363.

22. Newman M, Clements W. *Ecotoxicoloy. A Comprehensive Treatment.* Boca Ratón: CRC Press; 2008. 882p.

23. Nowack B. Chelating agents and the environment. *Environmental Pollution.* 2008;153:1-2.

24. OECD Series on Testing and Assessment Harmonised Integrated Classification System for Human Health and Environmental Hazards of Chemical Substances and Mixtures. Number 33. ENV/JM/MONO(2001)6. 247 p.

25. Pan S, Yuan C, Tagmount A, et al. Parabens and Human Epidermal Growth Factor Receptor Ligands Cross-Talk in Breast Cancer Cells. *Environ Health Perspect.* Oct 27 2015.

26. Pauwels M, Rogiers V. Human health safety evaluation of cosmetics in the EU: a legally imposed challenge to science. *Toxicology and applied pharmacology.* 2010;243:260-274.

27. Quantin P, Thelu A, Catoire S, Ficheux H. Perspectives and strategies of alternative methods used in the risk assessment of personal care products. *Ann Pharm Fr.* Nov 2015;73(6):422-435.

28. Ramirez T, Beken S, Chlebus M, et al. Knowledge sharing to facilitate regulatory decision-making in regard to alternatives to animal testing: Report of an EPAA workshop. *Regul Toxicol Pharmacol.* Oct 2015;73(1):210-226.

29. Repetto M, Sanz P. Glosario de Términos Toxicológicos. Pure Appl Chem. 1993;65(9):2003–2122.

30. Rogiers V, Pauwels M. Safety Assessment of Cosmetics in Europe London: S. Karger AG; 2008 255 p.

31. Sahu SC, Zheng J, Yourick JJ, Sprando RL, Gao X. Toxicogenomic responses of human liver HepG2 cells to silver nanoparticles. *J Appl Toxicol.* Oct 2015;35(10):1160-1168.
32. Salieri B, Pasteris A, Baumann J, et al. Does the exposure mode to ENPs influence their toxicity to aquatic species? A case study with TiO2 nanoparticles and Daphnia magna. *Environ Sci Pollut Res Int.* Apr 2015;22(7):5050-5058.
33. Sasseville D, Alfalah M, Lacroix JP. "Parabenoia" Debunked, or "Who's Afraid of Parabens?". *Dermatitis.* Nov-Dec 2015;26(6):254-259.
34. Seabra A, Durán N. Nanotoxicology of Metal Oxide Nanoparticles. Metals. 2015;5:934-975.
35. Secretaria de Salud México. Acuerdo por el que se determinan las sustancias prohibidas y restringidas en la elaboración de productos de perfumería y belleza. Viernes 21 de mayo de 2010 DIARIO OFICIAL (Segunda Sección). Disponible en: http://www.cofepris.gob.mx/MJ/Documents/AcuerdosSecretario/salud21may10.pdf. Accedido 16/12/2015.
36. Senapati VA, Kumar A, Gupta GS, Pandey AK, Dhawan A. ZnO nanoparticles induced inflammatory response and genotoxicity in human blood cells: A mechanistic approach. *Food Chem Toxicol.* Nov 2015;85:61-70.
37. Shrivastava R, Kushwaha P, Bhutia YC, Flora S. Oxidative stress induced following exposure to silver and gold nanoparticles in mice. *Toxicol Ind Health.* Dec 29 2014.
38. Yu KN, Chang SH, Park SJ, et al. Titanium Dioxide Nanoparticles Induce Endoplasmic Reticulum Stress-Mediated Autophagic Cell Death via Mitochondria-Associated Endoplasmic Reticulum Membrane Disruption in Normal Lung Cells. *PLoS One.* 2015;10(6):e0131208.
39. Yu KN, Sung JH, Lee S, et al. Inhalation of titanium dioxide induces endoplasmic reticulum stress-mediated autophagy and inflammation in mice. *Food Chem Toxicol.* Nov 2015;85:106-113.
40. Zhang X, Li W, Yang Z. Toxicology of nanosized titanium dioxide: an update. *Arch Toxicol.* Sep 21 2015.

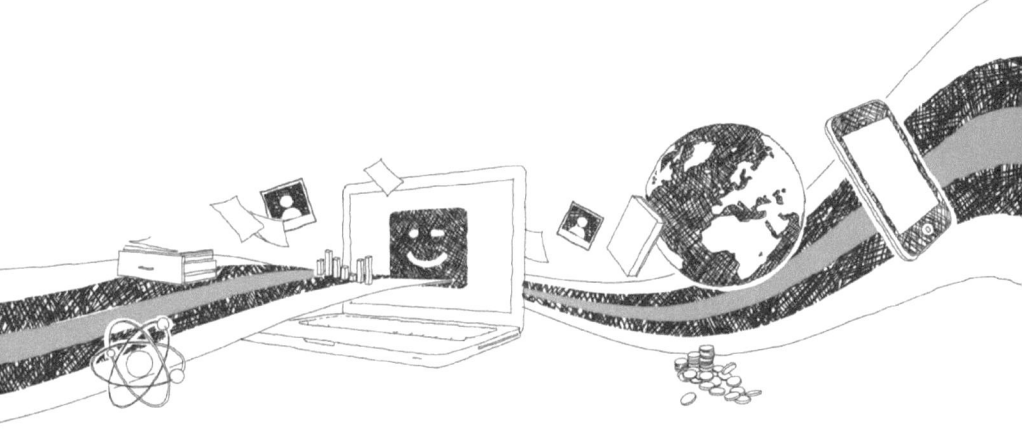
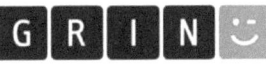